MÉMOIRE

SUR LE CROUP.

MÉMOIRE

SUR LE CROUP;

Lu à la Classe des Sciences Mathématiques et Physiques de l'Institut de France, dans les Séances des 22, 29 juin et 6 juillet 1807;

Par J.-C. DES ESSARTZ,

Membre de la Classe, Docteur-Régent et ancien Doyen de la Faculté de Médecine de Paris, Membre des Académie et Société de Médecine de Paris, de plusieurs autres Sociétés Médicales, et de l'Athenée des Arts.

Le Croup est, de sa nature, une maladie dangereuse, mais susceptible de guérison.
Sujet du Mémoire.

A PARIS,

Chez Théophile BARROIS père, Libraire, rue Haute-Feuille, n°. 28.

1807.

PRÉFACE.

J'ai vu des enfans malades du Croup, j'ai lu tous les écrits sur cette maladie que j'ai pu me procurer, j'en ai conféré avec plusieurs praticiens, mes confrères; j'ai comparé les connoissances que j'ai puisées dans ces sources d'instruction, avec le tableau que m'avoient offert la maladie et l'état des malades, ainsi qu'avec l'effet des remèdes.

Deux exemples récens (1), dont un est le fils du célèbre Cuvier, mon collègue, et Secrétaire perpétuel de la classe des Sciences Mathématiques et Physiques, âgé seulement de deux mois et demi, m'ont confirmé dans les réflexions que j'avois faites et dans les jugemens que j'avois portés. Je me suis flatté que leur publicité pourroit opérer quelque bien, et je m'y suis déterminé, d'abord en les communi-

____

(1) Secourus aussitôt après le premier accès, et guéris en moins de trois jours.

quant à la classe dont j'ai l'honneur d'être membre, et en les faisant imprimer ensuite.

Après la lecture que j'avois faite le 29 juin, nous apprîmes que l'École de Médecine rédigeoit, par ordre du Ministre de l'Intérieur, le programme d'un prix destiné par notre auguste Empereur et Roi au meilleur traité sur cette redoutable maladie. Comme je n'avois eu aucune vue d'intérêt pécuniaire dans l'entreprise que j'avois formée, et que, dans mes actions ainsi que dans les ouvrages que j'ai composés, je n'ai jamais été guidé que par l'amour de la gloire et de la douce et pure satisfaction d'avoir rempli mes devoirs, je n'ai point remis mon Mémoire dans mon porte-feuille, ayant pour principe que, plus tôt on fait le bien, plus grand il est : je l'offre donc à mes concitoyens et à mes confrères.

Peut-être le petit nombre de pages dont il est composé le feront juger peu digne d'un objet aussi important. Je connois plusieurs des reproches qu'on pourra lui faire, par exemple de garder le silence sur la première origine du Croup; sur cette question : Est-ce un fléau nouveau, ou étoit-il déjà connu sous un autre nom? de ne point citer ni même nommer les auteurs qui en ont écrit; de ne point rappeler les observations de chacun d'eux, ni leurs opinions particulières, et en quoi elles se contrarient; de n'avoir pas recherché si leur méthode curative ne tenoit pas à une doctrine favorite dans leur pays; de ne s'être point étendu sur la structure des parties affectées, et de ne présenter aucune tentative pour dévoiler la cause première de la coagulation de l'albumine. Peut-être aurois-je pu le faire.

Je n'ignore pas que tous ces produits brillans d'une grande érudition donnent du relief à un ouvrage; mais, à les considérer philosophiquement, ils ne sont à-peu-près tous que des spéculations historiques ou systématiques; et j'ai cru que ce qui étoit important aux yeux du médecin qui veut guérir, et aux yeux des pères et mères qui veulent que leurs enfans soient guéris, étoit un traité pratique, scrupuleusement

et clairement écrit, qui signalât tellement
les symptômes de la maladie, qu'elle fût facilement reconnoissable dès son invasion ;
qui traçât le traitement à suivre, ses
degrés appropriés à ceux de la maladie,
et les moyens reconnus les plus efficaces
dans les différentes circonstances. Ces
objets sont les seuls qui aient occupé mon
zèle, les seuls qui aient dirigé ma plume.
Je les ai discutés à la lumière d'une étude
et d'une pratique de plus de cinquante
ans, lumière dont la clarté s'étend sur
toutes les maladies, parce que ce sont
toujours les mêmes ressorts, les mêmes
agens qui entretiennent la vie, et qu'une
fois bien connus, il est plus facile de dis-
cerner leur lésion, leurs défauts, qui cons-
tituent la maladie. Puissé-je en avoir
déduit des préceptes assez lumineux pour
être saisis, et assez justes pour conserver
la vie à un grand nombre d'enfans !

MÉMOIRE

SUR

LE CROUP.

PREMIÈRE PARTIE.

Effets du Croup.

Quoique le nombre des observations communiquées sur le Croup soit très-considérable, et que ces observations aient été données par des médecins aussi zélés qu'éclairés, habitant différens pays où cette maladie a été épidémique, comme en Suède et quelques cantons de l'Allemagne; endémique ou sporadique, comme en Écosse, en Angleterre, en Italie, en Amérique, et même en France; cependant on ne peut se dissimuler qu'il reste encore beaucoup d'incertitude sur le vrai diagnostic et sur le traitement méthodique, parce que les descriptions qu'on nous a transmises ne sont pas uniformes, parce que les moyens curatifs em-

ployés sont très-différens et même opposés ;
enfin parce que la gradation des symptômes
n'a pas été signalée d'une manière assez pré-
cise pour fixer le moment où commence la
maladie, le moment où il faut agir et comment
il faut agir, moment fatal, puisqu'il décide de
la conservation ou de la perte du malade.

Cette incertitude est d'autant plus affligeante,
que la marche de la maladie est rapide, im-
molant quelquefois ses victimes en moins de
quarante-huit heures ; souvent trompeuse, sur-
tout dans son invasion, et que c'est véritablement
ici que s'applique cette sentence d'Hippocrate,
occasio præceps, *judicium difficile*.

Tel est le motif de l'Essai que je présente. En
rapprochant dans un court tableau les faits les
mieux constatés, les observations les plus sûres
et les plus authentiques jusqu'à ce jour, j'ai
pensé que ce seroit rendre l'étude plus facile,
le jugement moins équivoque et la méthode curative plus assurée.

On est dans l'usage de commencer l'histoire
d'une maladie par celle de ses symptômes, de
son siége, de ses causes. On la classe, et l'on
établit ensuite son diagnostic, son prognostic,
les indications et les moyens de les remplir.
On y joint, lorsqu'on en a la facilité, le détail
des désordres qu'elle a laissés après elle dans

les différens viscères, dans les différens organes.

J'ai cru que dans l'obscurité qui enveloppe celle-ci, dont la dénomination de *Croup*, que nous avons reçue des Écossais, ne signifie rien pour l'instruction, il seroit plus lumineux de reconnoître d'abord les altérations, les changemens qu'elle avoit produits dans l'organisation des parties où elle paroissoit avoir exercé son action meurtrière, à l'exclusion de toutes autres, parce que la nature des effets sensibles d'une maladie donne toujours une notion plus juste que le tableau le plus fidèle des symptômes qui se sont succédés, même depuis son invasion jusqu'à son plus haut degré ; car, si pour la majeure partie ces symptômes sont idiopathiques, il en est beaucoup aussi qui sont sympathiques, et ne doivent tenir que le second rang dans la maladie ; d'autres qui dépendent de vices antécédens, et peuvent dès-lors faire perdre de vue son véritable siége, et le genre de désorganisation qui lui convient.

Cette manière de procéder dans la recherche de la vraie nature d'une maladie, de son véritable état, me paroît devoir être toujours adoptée, et principalement dans l'étude actuelle que j'entreprends, avec d'autant plus de raison, que le vice constitutif du Croup agit avec une telle promptitude, et produit des effets si caractérisés, que l'on peut aisément le distinguer des autres affections des mêmes parties.

En conséquence, j'ai fait le relevé des autopsies cadavéreuses qui ont été publiées. Or, il est démontré par les descriptions uniformes de l'état des voies aériennes, chez un grand nombre de sujets, qu'il existe après la mort, depuis la partie supérieure de la trachée - artère (le larynx) jusques dans les bronches, et même jusques dans les plus petites ramifications de ces tuyaux en partie cartilagineux, une matière d'une consistance telle, qu'elle obstrue petit à petit, quelquefois brusquement bouche tout-à-fait ces canaux, et empêche l'introduction de l'air dans les vésicules pulmonaires, d'où suivent nécessairement la suffocation et la mort.

La consistance de cette matière n'est pas toujours ni par-tout la même. Dans l'invasion elle est fluide, mais visqueuse, filante ; elle devient ensuite plus épaisse, plus dense, et approche de la solidité. Si elle conserve cette solidité dans les bronches, on trouve le plus souvent, entr'elle et la membrane muqueuse de ce tuyau, une matière fluide. On a trouvé aussi au même endroit et dans les extrémités des ramifications bronchiales, une matière de consistance pulpeuse.

Sa couleur est d'un blanc-gris, jaunâtre,

quelquefois rosée dans la couche ou surface qui pose sur la membrane muqueuse du Larynx et de la trachée-artère. Cette couleur rosée n'est pas constante ; elle n'a été vue qu'une ou deux fois : on doit donc la regarder comme accidentelle, et provenant d'une cause différente de celle qui produit le Croup, ou comme l'effet de la violence et de l'opiniâtreté de la toux , n'étant qu'une transsudation sanguinolente de la membrane muqueuse.

L'examen que l'on a fait des poumons n'a laissé appercevoir, dans presqu'aucune des victimes de cette maladie , aucun vestige d'une véritable inflammation. Chez quelques-uns seulement, sur-tout après plusieurs accès de toux , répétés à peu de distance les uns des autres , le palais, les amygdales étoient tuméfiées , un peu rouges ; mais le pharynx avoit sa couleur naturelle, étoit humecté : aussi chez tous la déglutition avoit été constamment libre et facile. Cette liberté doit être notée comme un phéno-mène particulier au Croup.

Les poumons étoient toujours sains , à moins qu'il n'existât complication par la jonction d'une dépravation des humeurs, ou de dispositions organiques vicieuses, préexistantes , ou pro-duites par le trouble et les secousses qu'excite la violence de la suffocation.

Telles sont les données les plus constantes sur les effets évidens de cette maladie, et sur la cause immédiate de ses effets, d'autant plus importans à connoître, que leur production est plus prompte.

DEUXIÈME PARTIE.

Siége du Croup.

La conséquence qui suit naturellement de ces faits, est que ce n'est que dans le larynx, la trachée et les bronches, qu'il faut chercher le foyer de cette maladie, et que sa véritable cause est l'épaississement de l'humeur secrétée dans les glandes de cette partie, et destinée à lui conserver sa souplesse et ses dimensions propres à favoriser l'introduction de l'air atmosphérique dans les poumons, et sa sortie.

Avant de chercher à reconnoître les causes efficientes de cet épaississement, il ne sera pas inutile de s'assurer de sa nature. Or, des analyses, des expériences faites sur cette glu, il suit que c'est simplement une lymphe qui passe par les différens degrés de consistance dont elle est susceptible, depuis la fluidité qui lui est naturelle jusqu'à une densité telle qu'on la voit dans les substances polypeuses, et même dans certaines substances membraneuses. L'inspection anatomique et l'examen des matières rejetées par les efforts de la toux, ont fourni les preuves de la gradation de cet épaississement à mesure que la maladie fait des progrès.

L'histoire de la médecine nous a conservé plusieurs exemples de cette coagulation dans différentes parties, dans différentes cavités, dans différens organes. Entre plusieurs, je ne rapporterai que les deux faits suivans. Un enfant âgé de huit mois avoit le visage couvert d'une croûte suppurante; on employa une pommade, la croûte tomba, la peau du visage se sécha: mais il survint une toux sèche, opiniâtre, qui faisoit rejeter toute nourriture, et l'enfant expira au milieu de violentes douleurs de coliques. La région de l'estomac étoit enflée et très-volumineuse, et la surface convexe du foie étoit couverte d'une toile de l'épaisseur d'une ligne, d'un blanc jaune; et qui dans plusieurs endroits étoit adhérente au diaphragme; cette toile d'ailleurs s'enlevoit avec le scalpel.

Une femme âgée de près de soixante ans, depuis plusieurs semaines rendoit avec les urines, dont la quantité étoit fort diminuée, des cordes polypeuses de la grosseur d'une plume d'oie, et ayant quelquefois plus d'un mètre de longueur. Elles ne cessèrent qu'après un usage continu d'alkali minéral, ou sel de potasse, dans une décoction de racine de Pareira brava et de pariétaire, édulcorée avec du sirop des cinq racines apéritives. Cette femme avoit été long-temps tourmentée par une éruption dartreuse.

Cette coagulation de la lymphe n'est donc pas une dégénérescence propre au Croup; mais, à raison du lieu où elle se forme, elle en fait le danger essentiel, et l'on peut dire unique.

Quelle que soit la consistance que la lymphe a acquise alors, soumise à l'analyse chimique, elle ne présente que les élémens, les attributs de l'albumine, sans aucune particule de matière étrangère : en un mot, la comparaison de cette concrétion muqueuse avec le mucus, qui, dans l'état de santé, lubrifie le larynx, la trachée, les bronches et leurs ramifications, ne montre aucune différence, sinon dans son degré d'épaississement, de densité (1).

______

(1) Je me crois bien fondé à regarder comme causées par un épaississement lymphatique semblable, les palpitations violentes et subitement meurtrières, dont on trouve la source dans des cordons polypeux qui bouchent presqu'entièrement l'aorte et occupent plus ou moins les ventricules.

TROISIÈME PARTIE.

Causes du Croup.

Sans doute il seroit aussi satisfaisant qu'utile d'en connoître la cause productrice. Dans les exemples qu'ont fournis d'autres maladies, on la voit cette cause, ou l'on est raisonnablement autorisé à la déterminer; mais nous n'avons pas le même avantage dans l'histoire du Croup : aussi les auteurs n'ont point prononcé sur son œtiologie.

Quelques-uns, décidés par des faits qui leur sont particuliers, ont cru devoir l'attribuer aux constitutions locales, à la température atmosphérique. La répétition de la maladie, dans les mêmes circonstances, a pu faire croire à l'influence de ces constitutions, comme cause première; mais la maladie s'étant montrée également dans des lieux élevés et secs, et dans des lieux bas et humides, dans des sites chauds et dans des expositions froides, et nulle saison n'en ayant été exempte, il seroit inconséquent d'admettre l'influence de ces qualités physiques pour cause primitive et efficiente du Croup; de même qu'on se tromperoit beaucoup si on la rejetoit sans restriction, et si on ne la reconnoissoit pas au moins comme occasionnelle très-active.

Au défaut d'explications empruntées de ces qualités physiques, il faut donc (supposé que les explications soient nécessaires) chercher d'autres causes, d'autres agens, assez puissans pour opérer une dégénérescence aussi subite, aussi rebelle du mucus qui tapisse l'intérieur du conduit aérien. Malheureusement ici les données nous manquent, et nous restons exposés à des erreurs graves et funestes, sur-tout dans le choix des moyens curatifs, dont elles seront le guide, si nous voulons raisonner par analogie, par induction.

A la vérité, les expériences chimiques nous apprennent que l'albumine s'épaissit, se coagule, se durcit, traitée avec telle ou telle substance, tel ou tel acide, dans tel ou tel degré de chaleur. En conclura-t-on que ce sont les mêmes substances solides ou fluides qui, dans le Croup, font passer la liqueur albumineuse par les différens degrés d'épaississement qu'on a observés?

Ces substances coagulantes ne pourroient être portées dans la bouche que par l'air ou par les alimens, par les boissons. Pourquoi donc n'agiroient-elles pas également sur toute la membrane glanduleuse qui revêt le palais, le pharynx, l'intérieur des joues, en un mot tout le système salivaire? Pourquoi leur action seroit-elle bornée au larynx? Pourquoi ne frapperoit-elle pas avec la même énergie sur tous les enfans qui vivent dans la même maison et des mêmes alimens? Consultons les histoires de cette maladie, et nous serons convaincus que cette simultancité n'existe pas.

Il est à ma connoissance que de cinq enfans du même père et de la même mère, vivant tous sous le même toit, trois ont péri du Croup en moins de 48 heures, et que les deux autres ont été seulement tourmentés par un catarrhe opiniâtre; de trois autres de la même famille, mais demeurant à six lieues de distance, un seul a succombé à cette cruelle maladie, et les autres, frère et sœur, n'en ont pas été atteints.

Si nous voulons copier les auteurs dont nous avons les observations, il sera aisé de multiplier les preuves de la différence d'idiousyncrasie qui doit exister dans les individus pour les rendre susceptibles de l'agent qui cause le Croup, ou insensibles à son action.

Laissons donc de côté l'explication d'un fait, puisque les lumières nécessaires pour la justifier nous manquent, et contentons-nous de ce que ce fait contient d'incontestable. Or, 1°. le Croup se manifeste toujours pendant ou après une constitution catarrhale. Parmi les auteurs qui donnent cette constitution pour cause au moins occasionnelle, on peut compter ceux qui, sans la nommer spécialement, désignent pour cause productrice les lieux humides, aqueux, le voisinage de la mer, des rivières, des grands amas d'eau. Ainsi on doit regarder comme un fait constant cette première observation, *la simultancité du Croup avec la constitution catarrhale.* 2°. Il en est de même de la seconde. *Le Croup attaque par préférence les enfans qui ont beaucoup d'embonpoint, la fibre molle, lâche, et qui dès-lors sont très-sujets à s'enrhumer.* A l'accord parfait des observateurs, sur ce point j'ajouterai les deux faits suivans : Sur les cinq enfans cités ci-dessus, dont trois ont été suffoqués par le Croup, et sur les trois autres, parens des premiers, dont un a été aussi brusquement victime de la maladie, les quatre infortunés étoient très-gras, lourds, indolens, dormeurs, et tourmentés de fluxions, de catarrhes, pour peu que la constitution atmosphérique y disposât, tandis que leurs frères et sœurs, et leurs petits voisins, d'une texture un peu sèche, même maigre, ont supporté facilement les influences de la même constitution catarrhale, portées jusqu'à la coqueluche, qui, chez la plupart, étoit accompagnée de sifflement, et de la presque suffocation convulsive ordinaire à cette maladie. 3°. Enfin, dans les observations communiquées, parmi les nombreux malades on n'en voit pas un parvenu à l'âge de douze ans. En conséquence, tous les auteurs se réunissent à ranger le Croup dans la classe des maladies qui sont propres aux enfans, c'est-à-dire, dépendantes de la nature des fonctions particulières à leur âge ; quelques-uns même fixent le terme de cette maladie à sept ans. En effet, le nombre de ceux qui avoient passé cet âge est très-petit. On peut donc, sans craindre le reproche de précipitation, signaler le Croup comme une angine particulière aux enfans, depuis leur naissance jusqu'à l'âge de douze ans au plus.

Ici les connoissances anatomiques et physiologiques peuvent satisfaire la curiosité de ceux qui s'inquiètent toujours des *pourquoi*, et qui veulent une explication des faits. Car il est démontré que, chez les enfans, le système glanduleux est beaucoup plus étendu, plus multiplié, la sécrétion des sucs lymphatiques, surtout dans les organes supérieurs, est beaucoup plus abondante que chez les adultes, et que cette surabondance est d'autant plus marquée que l'enfant est plus près du moment de sa naissance, et qu'elle diminue graduellement à mesure qu'il s'en éloigne.

Le Croup étant une coagulation de la lymphe qui se secrète dans les glandes du larynx, de la trachée-artère et dés bronches, il n'est pas étonnant qu'il se forme plus facilement chez ceux en qui la secrétion de cette liqueur est plus abondante, et chez qui cette liqueur a une tendance plus décidée à la viscosité, à l'épaississement : or, tels sont les enfans, principalement jusqu'à la seconde époque terminée de leur dentition ; mais d'une manière beaucoup plus sensible, ceux qui sont d'une texture lâche, molle, soit par l'excès d'un embonpoint pâteux, soit par le séjour dans un lieu très-humide, soit par l'effet d'un épuisement à la suite d'une maladie, d'éruptions répercutées ou mal jugées, de rhumes, de toux opiniâtres, comme les histoires publiées sur le Croup nous en offrent un grand nombre d'exemples.

Une autre question, qu'on ne manque de faire, c'est, pourquoi la coagulation n'a-t-elle lieu que dans la lymphe du larynx et du canal qui va former la charpente du poumon, si nous pouvons appeler ainsi les ramifications des bronches, tandis que toute l'étendue de la bouche, de l'arrière-bouche, le palais et l'œso-phage sont composés d'un bien plus grand appareil de glandes qui secrètent une liqueur essentiellement de même nature; et pourquoi la liqueur fournie par ces glandes ne participe point au vice que reçoit ou contracte celle du larynx et de ses dépendances.

Nous ne donnerons pour réponse que ce fait, certifié par tous les anatomistes observateurs, que la lymphe qui se sépare dans les glandes du conduit aérien a une consistance plus glutineuse, plus filante, à raison de la cohésion de ses parties, que celle filtrée à l'entrée du pharynx et dans les autres glandes de la bouche.

Si cette espèce de ténacité naturelle rend cette liqueur plus propre à lubrifier le canal aérien, à le rendre plus souple sans l'affoiblir, à le tenir dans l'état nécessaire pour qu'il résiste à l'action de l'air entrant et sortant presque continuellement, elle la dispose aussi à recevoir plus fortement l'impression de la cause qui produit sa coagulation rapide, quelle que soit cette cause, dont la nature, ainsi que déjà nous l'avons avoué, n'est pas encore connue, mais dont l'action n'est que trop évidente.

QUATRIÈME PARTIE.

Définition du Croup.

LES descriptions comparées et réunies des symptômes qui précèdent et accompagnent le Croup dans ses différentes époques, la note des circonstances dont dépend son invasion, de l'âge auquel il attaque communément les enfans, et du tempérament qui y expose davantage, pourroient nous autoriser à en tracer le diagnostic. Mais ce diagnostic suppose une définition claire, univoque suivant l'axiome des Logiciens, convenant au défini et au seul défini. Or, celle que le plus grand nombre des auteurs a adoptée ne réunit point ces qualités : au contraire elle nous paroît incompatible avec les vrais symptômes, et dès-lors incompétente.

En effet, ils ont défini le Croup, une affection essentiellement inflammatoire du larynx, ou, selon quelques-uns, de la membrane muqueuse du canal aérien.

Il est d'autant plus important de soumettre cette doctrine à une discussion sévère, que certes il n'est pas indifférent, sur-tout pour le choix des moyens curatifs, de considérer le

Croup et de l'annoncer comme une maladie essentiellement inflammatoire, ou de le voir et de l'aborder sous un autre aspect.

Pour être autorisé à rejeter cette qualification, sans doute il nous suffiroit de lui opposer cette assertion uniforme de tous les observateurs, qu'*il n'y avoit ni dans la bouche, ni dans la trachée-artère, ni dans les ramifications des bronches, ni dans les poumons, aucun caractère d'inflammation;* mais on ne manqueroit pas de nous objecter que c'est cependant d'après des faits bien observés, faits qui sont des suites incontestables de l'inflammation, que l'on a ainsi qualifié cette maladie; car on ne persuadera à personne que ce n'est point d'après des motifs de cette nature, mais seulement parce que, dans l'embarras de définir et de classer cette espèce d'angine, on a trouvé plus court d'adopter la dénomination qu'un auteur lui avoit donnée. Il est donc nécessaire de passer ces faits en revue, et de les apprécier dans la balance de l'expérience. C'est ce que nous allons faire le plus succinctement possible.

Tous les médecins, depuis Hippocrate jusqu'à nos jours, qui, oubliant les sectes dont ils avoient embrassé la doctrine, se sont restreints à bien saisir les phénomènes que présentent les maladies, ont reconnu que toute inflamma-

2

tion a pour terminaison, ou la résolution, ou la suppuration, ou la grangrène, ou l'induration.

La rapidité avec laquelle l'épaississement de la lymphe des voies aériennes parvient au point d'empêcher la respiration et de suffoquer le malade abandonné à lui-même, ne permet pas de compter sur le pouvoir de la nature pour opérer la résolution. L'art, appelé à temps, peut y parvenir; nous en indiquerons les moyens ci-après.

La gangrène n'a été vue chez aucun malade ni pendant la durée de la maladie, ni après la mort. Un seul exemple offre cette dépravation mortelle dans la bouche; mais en rassemblant tous les symptômes, il sera aisé de reconnoître que l'enfant, qui en est le sujet, a été la victime, non du Croup simple, mais d'une affection aphteuse véritablement inflammatoire, et que c'est mal-à-propos qu'on l'a inséré dans le catalogue des enfans morts du Croup. Un examen réfléchi des symptômes exclueroit également de ce catalogue plusieurs autres enfans.

En admettant que la maladie étoit inflammatoire, il étoit tout simple d'y voir de la suppuration; mais est-il bien constant qu'on ait trouvé du pus dans le larynx, dans la trachée-artère, dans les bronches, dans leurs ramifications, véritables siéges du Croup? Un seul auteur dit en avoir vu dans la bouche. Tous les autres ne parlent que de matière puriforme, de matière semblable à du pus ; expression vague, qui ne caractérise point le pus, et qui devroit être bannie de la description d'une maladie, dont le mérite doit toujours être la clarté et la précision ; expression trop souvent employée pour suppléer à la connoissance du véritable pus, des différentes altérations que subit la lymphe animale, l'albumine ; connoissance que nous devons attendre des grands progrès qu'a faits et que fait chaque jour la chimie, dans le choix des agens qui peuvent conduire à une analyse exacte des liqueurs animales, tant en santé qu'en maladie : opération difficile à la vérité, mais que la patience, le courage et l'expérience de nos médecins chimistes défendent de ranger dans la liste des choses impossibles.

Déjà les expériences auxquelles ils ont soumis cette matière fluide ou concrète, l'ont montrée composée des mêmes principes que l'albumine, que ce mucus visqueux dont le larynx, la trachée et les bronches sont tapissés. On y trouve le carbonate de soude et le phosphate de chaux, élémens constitutifs de l'albumine dans l'état de santé.

La seule différence remarquable, c'est que

ces principes y sont plus ou moins rapprochés, et offrent par conséquent une consistance plus ou moins grande, teints quelquefois d'une couleur tantôt rosée par l'exudation sanguine de la membrane propre du canal aérien, tantôt grise ou jaunâtre, par l'effet du mélange de quelque autre humeur du corps, effet qui n'appartient pas à la maladie qui nous occupe, mais dépend de quelque trouble antérieur dans les secrétions.

Ce qui doit dissiper toute incertitude sur la nature non purulente de cette matière, c'est qu'en la nommant puriforme, semblable à du pus, ayant la consistance du pus, les mêmes observateurs déclarent qu'elle n'a point de fétidité, et surtout qu'elle n'est accompagnée d'aucun signe d'inflammation. M. Rozen assure même positivement qu'il n'y a point de suppuration dans la tunique interne de la trachée. Nous croyons donc pouvoir avec confiance conclure que cette matière, rosée ou teinte d'une autre couleur, n'est point le produit d'une inflammation, mais seulement un moindre degré de coagulation, de concrétion de la lymphe muqueuse de la trachée, et que le Croup n'est point une affection essentiellement inflammatoire du larynx ou de la membrane muqueuse du canal aérien.

Mais nous en serons encore plus convaincus

si nous jetons un coup-d'œil sur les moyens
employés par les médecins qui ont traité le
Croup. Ces moyens sont la saignée, les vomitifs, les vésicatoires, les cataplasmes, les fomentations, les bains, soit émolliens, soit irritans, les lavemens, les fumigations d'oxycrat;
les sternutatoires, les oxymels, le camphre, le
musc, l'assa fœtida, l'éther sulfurique, l'acé-
tite et carbonate d'ammoniac, les préparations
mercurielles.

Dans cette liste de remèdes, dont l'expérience
a fait connoître les propriétés médicinales, c'est-
à-dire, le mode d'action sur l'économie animale, le praticien ne voit comme antiplogis-
tiques, comme doués de la vertu de calmer,
d'éteindre l'inflammation, que les saignées, les
bains d'eau tiède, soit partiels, soit de tout le
corps, les topiques émolliens, les fumigations
de même nature, les purgatifs inodores. L'action
de tous les autres est tonique, fortifiante, irri-
tante plus ou moins, et ne peut dès-lors con-
venir pour dissiper une inflammation, dont les
effets sont si rapides, si violens.

De ce que des médecins justement célèbres,
qui ont qualifié le Croup de maladie inflammatoire, ont employé ces derniers moyens,
doit-on en conclure qu'ils ont agi contre leurs
principes? Non. Leur conduite prouve qu'au

lit des malades, toutes les opinions conçues dans
le cabinet, toutes les divisions, toutes les classifi-
cations systématiques s'évanouissent, et que le
praticien ne voit plus que les parties souffrantes,
le genre de leurs souffrances, et n'entend que les
indications qu'elles présentent pour les comparer
à ce que son expérience et celle de ses maîtres
lui ont appris.

Les guérisons des malades qui ont été saignés
ne sont point une objection qui atténue les
preuves que nous avons rassemblées contre la
réalité de l'inflammation comme essentielle au
Croup ; car s'il est incontestable que quelques
enfans ont dû leur salut à la saignée, il est
également vrai que les saignées, quoique répétées, n'en ont pas empêché plusieurs de suc-
comber. Nous developperons les raisons de ces
différences en parlant de ce moyen curatif
dans l'article du traitement ; car il est des circonstances, il est un période de cette maladie,
où l'on doit y avoir recours.

Il n'est question d'aucune trace d'induration
dans les parties qui composent le canal aérien,
ni dans celles qui forment les organes de l'arrière-bouche , l'œsophage. Cela n'est point
étonnant : l'induration des parties, qui ont été
le siége d'une inflammation, n'ont lieu qu'à la
suite d'une longue durée de cette inflammation

dans des parties molles, et le Croup parcourt
ses périodes avec une grande rapidité, dans un
tissu à-peu-près solide.

Après avoir passé en revue les terminaisons
de l'inflammation, et démontré qu'elles n'ont
pas lieu dans le Croup, nous allons examiner
quelques-uns des autres symptômes rappelés
par les observateurs. Cette discussion justifiera
notre conclusion. La fièvre est inséparable de
toute inflammation existante, sur-tout dans des
organes dont les fonctions sont si nécessaires,
que la vie en dépend. Or, tel est incontesta-
blement le canal que composent le larynx, la
trachée et les bronches, dont la sensibilité
extrême n'est méconnue de personne. Si donc
ce canal est en proie à l'inflammation, non
seulement le pouls doit marquer de la fièvre,
mais cette fièvre doit, comme dans toutes les
autres inflammations, aller toujoursen croissant,
jusqu'à ce que la maladie soit parvenue à son
terme heureux ou malheureux. Voilà ce que
l'expérience apprend. Or, c'est ce qu'on n'a
point observé dans le Croup; c'est ordinairement par le nombre des pulsations de l'artère,
pendant une minute, que l'on connoît la fièvre.
Si ce nombre est de beaucoup au-dessus de la
mesure ordinaire, on commencera à soupçonner
de la fièvre; mais le calcul ne suffit pas pour

assurer que cette grande célérité est vraiment un symptôme de maladie ; il faut encore que cette célérité soit permanente pendant quelque temps, qu'elle augmente graduellement, jusqu'à ce qu'elle ait atteint son entier développement, et qu'elle ne soit pas le produit d'une cause qui ne fait qu'accélérer la circulation comme une course, une vive et inopinée affection de l'ame, une toux violente et opiniâtre, une digestion pénible, et autres événemens dont tout le monde peut avoir fait l'épreuve. Cette accélération momentanée et passagère n'est point une fièvre, symptôme de maladie, au contraire, elle en est souvent la source et le principe, par le trouble qu'elle excite dans les fonctions animales.

Avant d'appliquer ces faits à la marche du Croup, nous observerons que nous nous sommes servi de ces expressions, *si le nombre des pulsations est de beaucoup au-dessus de la mesure ordinaire*, parce que ce nombre n'est pas le même pour tous les âges, pour tous les sexes, et pour toutes les constitutions ou idiosyncrasies. Tous les médecins savent que chez les enfans ce nombre est presque d'un tiers au-dessus de celui qu'on compte chez les adultes, toutes choses égales d'ailleurs. Il n'est donc pas étonnant que dans un de ces cas que nous avons dit accélérer momentanément la circulation, dans la coqueluche, par exemple, les battemens du pouls soient si précipités chez les enfans, qu'on ait de la peine à les distinguer et par conséquent à les compter.

Les descriptions de l'état du pouls observé dans le Croup sont bien loin d'être uniformes chez les auteurs. Pour plus grande clarté, nous les distribuons en trois tableaux, à raison de l'époque où le médecin a été appelé, et à raison de la marche qu'a suivie la maladie.

Dans les accès de la toux le pouls est vif, accéléré, et cette accélération augmente au point de faire craindre son extinction totale, lorsque la toux va jusqu'aux angoises de la suffocation. Mais l'accès passé, cette accélération diminue graduellement et disparoît tant que dure le calme ; et même le médecin appelé dans ce moment juge l'enfant dans une apyrexie complète, son pouls ayant son rythme naturel. C'est ce que l'on a constamment observé chez ceux dont la maladie ne faisoit que de lents progrès, prenant le soir ou la nuit, cessant le lendemain matin après un sommeil tranquille, et ne revenant que le soir, mais augmentant à chaque nouveau paroxisme d'intensité et de durée.

Le pouls devient, dans les accès suivans, encore

plus fréquent, plus vif; on l'a trouvé chez quelques-uns dur, et plein. Quand les accès se répètent au point de ne laisser que de très-petits intervalles de repos, il conserve sa rapidité; mais devient petit, mou, foible; et s'il persiste dans ce dernier état, il annonce une mort prochaine.

Comme très-peu de médecins ont été appelés dès les premiers accès, parce que leur peu de durée et les retours des petits malades à leur appétit, à leur gaîté, à leurs jeux ordinaires, n'inspirent aucune crainte aux parens, aux assistans, le praticien alors n'a pas décidé affirmativement qu'il y avoit de la fièvre dès le début; la plupart se sont contentés de dire qu'il y avoit un mouvement fébrile, expression insignifiante, qui ne présente aucune idée déterminée de l'état du malade, si ce n'est peut-être un peu plus de vitesse dans le pouls que de coutume, ou quelque irrégularité dans le nombre et la suite des pulsations.

Or, ce caractère du pouls ne peut certainement pas être réputé un symptôme d'une véritable inflammation; car aucun médecin n'ignore que la fièvre, qui en est l'effet, se prouonce vivement, ne cesse point tout-à-fait pour se remontrer ensuite avec un rythme à-peu-près périodique; il sait d'ailleurs, que tout malade ayant une angine inflammatoire, mortelle, a la tête troublée, perd sa raison, et qu'au contraire celui qui n'est attaqué que du Croup conserve jusqu'à la fin ses facultés intellectuelles. Quant à l'accélération effrayante du pouls, comme elle existe pendant les accès de toux, au milieu de la gêne excessive de la respiration, la cause en est trop suffisàmment connue pour que l'on soit obligé de recourir à un état inflammatoire, dont d'ailleurs nous avons fait voir qu'il n'existoit aucun vestige.

C'est pourquoi nous ne balançons pas à conclure que c'est avec un peu trop de précipitation, et faute d'avoir examiné isolément la nature des symptômes qui accompagnent le Croup, de les avoir comparés avec les lésions des organes que l'inspection anatomique a démontrées, qu'on a défini cette maladie une affection essentiellement inflammatoire du larynx, de la trachée et des bronches, tandis qu'elle n'est en elle-même qu'un embarras, une obstruction du canal aérien par l'épaississement de la lymphe qui l'humecte et l'enduit dans l'état de santé.

Profitons des observations publiées par les différens auteurs, et de celles que nous avons recueillies de notre pratique, pour rendre sensibles les lignes qui caractérisent le Croup, soit dans son invasion, soit dans ses progrès, et surtout dans son invasion, parce qu'ainsi que nous l'avons déjà répété plusieurs fois, ce moment est précieux, et que si l'on veut guérir, il n'y a pas un instant à perdre ; vérité terrible, appuyée sur trop grand nombre de malheurs, pour qu'elle ne réveille pas l'attention des parens et le zèle des médecins. Le tableau fidèle de ces signes est ce qu'on appelle diagnostic.

CINQUIÈME PARTIE.

Diagnostic du Croup.

Le diagnostic est le jugement que le médecin forme sur le siége, le caractère et l'état d'une maladie.

La maladie est la lésion d'une ou de plusieurs fonctions de l'économie animale. Cette lésion se manifeste par des symptômes propres à chaque fonction.

Mais comme dans toutes les maladies il est une fonction primitivement lésée, et que sa lésion entraîne presque toujours celle de plusieurs autres, conséquemment à cet axiome du prince de la médecine, *consensus unus, conspiratio una*, il est important de bien connoître l'organe à qui cette fonction appartient, d'apprécier son degré de lésion d'après l'étendue et l'utilité de sa fonction, et son influence sur les autres.

Ces premières notions, clairement établies, fixent la nature et le siége de la maladie primitive ; et en suivant le rapport de cette fonction avec celles des autres organes, on sépare les symptômes accessoires ou sympathiques, on juge leur valeur et la part qu'ils doivent avoir dans le traitement.

Cette analyse, qui est la vraie philosophie de la médecine, est indispensable, si l'on veut se préserver d'un grand nombre d'erreurs capitales.

Nous ne prendrons pas d'autre exemple pour l'application de cette doctrine, que la maladie qui nous occupe.

Un enfant au-dessous de douze ans, et qui jouissoit d'une bonne santé, ayant tout au plus un reste de rhume, ou se plaignant d'un peu de mal-aise, est pris tout-à-coup, le soir surtout, d'une toux violente, avec gêne plus ou moins dans la respiration, sans autres crachats que d'une salive claire. Si la toux dure quelque temps, il a le visage rouge, les yeux un peu saillans, mais sans être humides.

L'accès passé, il s'endort, et se réveille sans

aucun ressentiment de ce qu'il a éprouvé ; il prend de la nourriture avec plaisir, marche et joue à l'ordinaire.

Le soir, ou même dans la journée, la toux revient, elle est plus violente, dure plus long-temps, et la gêne de la respiration augmente jusqu'à faire craindre la suffocation ; le pouls s'accélère prodigieusement, le visage est plus rouge et même bouffi ; il y a chaleur sensible à la peau des bras ; l'expectoration ne se fait qu'avec beaucoup de peine, et en petite quantité, la matière est plus épaisse et très-gluante. Chez quelques malades, le pouls est plein et dur.

Cette toux a des caractères qui la distinguent des autres. Le son de la voix n'est point obtus, gras, la bouche étant, pour ainsi dire, pleine comme dans certaines affections de la gorge, que l'on nomme rhumes, catarrhes humides : il n'est point simplement aigu comme dans l'irritation de la membrane qui revêt la bouche, et surtout la glotte et l'épiglotte, par une pituite âcre, mais il est clair, sifflant et formant un cri extraordinaire, que l'on a comparé au glapissement de la poule, au cri de certains animaux.

Dans cette toux, le thorax n'est point soulevé et élargi sur les côtés comme dans l'asthme, et

toutes les fois que les vésicules pulmonaires
sont gorgées de sang ou d'une matière épaisse
ou même fluide.

L'enfant n'a point la tête penchée en avant
sur la poitrine , comme dans la coqueluche , il
l'a au contraire renversée en arrière ; aussi le
sifflement qu'il pousse n'est point celui qui accompagne cette toux convulsive , qui , si elle
ressemble en quelques points au Croup , en
diffère cependant par son siége , sa cause et ses
effets , ainsi que par la nature de la matière que
l'une et l'autre maladie fait rendre.

En examinant attentivement l'enfant lorsqu'il
tousse , on voit évidemment que tout le travail
se passe dans les anneaux de la trachée-artère ,
qui , par leur écartement de bas en haut , que
favorise l'inclinaison de la tête en arrière , ouvre
un passage plus grand à l'air qui se présente
pour pénétrer dans les poumons : aussi l'enfant
y porte-t-il la main , comme pour écarter l'obstacle qu'il sent exister là.

Joignant à ces traits , déjà assez sensiblement
prononcés pour faire reconnoître la maladie ,
la nature gluante et filante de la matière qui
ne sort qu'après de violens efforts , et qui , à
mesure que l'embarras augmente , acquiert , à
vue d'œil , plus de viscosité , plus de densité , et
est à la fin rejetée sous la forme de morceaux

de toile, de membrane grise ou jaune, quelquefois même d'une assez grande étendue, le médecin n'hésitera pas à prononcer que cette
espèce d'angine est celle que l'on désigne sous
le nom de Croup.

Mais n'ignorant pas qu'une toux à-peu-près
semblable, à l'exception de son invasion et du
cri qui l'accompagne, peut être occasionnée
par un engorgement inflammatoire des vaisseaux sanguins ou lymphatiques, par quelque
tumeur, quelque corps étranger, qui, pesant
sur l'épiglotte, la glotte, ou sur la trachée-
artère, en entrave les fonctions, il examine avec
un soin scrupuleux l'intérieur et l'extérieur de
la bouche et de la trachée-artère; et s'il n'y
voit, s'il n'y sent aucune des causes qui vien-
nent d'être indiquées, déterminé d'ailleurs par
la considération de l'âge et de l'idiosyncrasie
du malade, chargée d'embonpoint, d'un tissu
lâche et mou, sujet à s'enrhumer facilement,
si la constitution de l'atmosphère humide, catarrhale, règne ou a été dominante, il se con-
firme de plus en plus dans son jugement; frappé
sur-tout de la facilité constante de la déglutition,
il ne voit et ne peut voir que le larynx enveloppé
d'une matière visqueuse qui descend le long de
la trachée, et va bientôt se propager le long
des bronches et dans leurs ramifications, ac-

quérant une densité qui va jusqu'à la rendre
concrète et assez solide pour boucher le canal
aérien, d'où il conclut que s'il ne se hâte de
l'expulser ou de lui rendre sa fluidité naturelle,
il livre le malade à une suffocation inévitable.
La rapidité avec laquelle cette coagulation,
cette concrétion s'opère, lui impose donc la
nécessité de la combattre par des remèdes
promptement efficaces.

Pour en déterminer la nature et en régler
l'administration , il consulte l'intensité des
symptômes propres de la maladie et celle des
symptômes accessoires, dépendans de la maladie elle-même, tels que la rougeur, la bouffissure du visage, le gonflement des vaisseaux
du cou, la somnolence, ou l'état opposé ; il
prend également en considération la force ou
la foiblesse, soit naturelle, soit effet et suite
d'une épuisement après une longue maladie,
d'une cachexie scorbutique et autres lésions
de l'économie animale, s'il en existe ou s'il en
a existé; il met ces symptômes en balance avec
ceux du Croup, et juge ce que les uns peuvent
permettre pour l'extinction , ou au moins pour
la grande diminution des autres, afin d'arriver
au terme précieux où il pourra combattre le
plus urgent avec avantage.

C'est sur cet examen scrupuleux de tous les

symptômes, sur leur combinaison vraiment phi-
losophique, et sur leur juste appréciation, que
s'établit un diagnostic lumineux ; et comme ce
jugement est la partie la plus délicate, la plus
difficile et la plus importante de l'art de guérir,
puisqu'elle règle la marche du médecin, et
qu'il est peu de circonstances où elle exige plus
de justesse et plus de célérité que dans le Croup,
nous croyons, sans craindre le reproche de
nous répéter, rendre un vrai service en rapprochant dans un court tableau les bases sur
lesquelles nous avons établi celui qui doit
assurer la prompte connoissance de l'espèce de
toux suffocante qu'on désigne aujourd'hui sous
le nom de Croup.

Ces bases sont, 1°. une invasion subite sans
signes précurseurs, excepté quelquefois un
peu de rhume, de l'assoupissement, de la chaleur à la tête, dérangemens de santé si foibles
qu'à peine sont-ils remarqués par les parens,
les assistans.

2°. Presque dès le premier accès, gêne dans la
respiration, avec sifflement et un cri singulier.

3°. Retour de la gaîté et de l'exercice des
fonctions, et rétablissement du pouls dans ses
mouvemens naturels, peu de temps après que
l'accès est passé, sur-tout si le calme est un
peu long.

4°. Augmentation des accidens à chaque accès qui se renouvelle.

5°. Espèce de périodicité dans les paroxismes lorsque la maladie fait lentement ses progrès.

6°. La facilité constante de la déglutition.

7°. L'attitude de l'enfant, qui jette la tête en arrière lorsqu'il tousse violemment.

Enfin la constitution humide, catarrhale de l'atmosphère, celle de l'enfant gras, lâche et mou, et son âge peu éloigné de sa naissance.

Ces traits, réunis aux autres observations que nous avons rapportées, ne peuvent laisser le diagnostic douteux.

SIXIÈME PARTIE.

Prognostic du Croup.

Nous passons au prognostic, qui est la connoissance de ce que l'on peut espérer et de ce que l'on doit craindre dans une maladie.

Le Croup est, de sa nature, une maladie très-dangereuse ; cependant elle est susceptible de guérison. Le relevé que nous avons fait des histoires communiquées par différens auteurs ne met presqu'aucune différence entre le nombre des enfans guéris et le nombre de ceux qui ont péri ; mais nous devons avertir que parmi les premiers, ce sont ceux dont la maladie n'avoit fait que des progrès entrecoupés de repos, et pour lesquels on avoit appelé les secours de l'art dès le premier jour, ou, au plus tard, le troisième.

Nous allons exposer en peu de mots les signes qui doivent dicter le prognostic.

1°. La constitution de l'enfant, molle, lâche, pituiteuse, sujette aux catarrhes, est un premier motif de crainte, si la température de l'atmosphère dispose puissamment aux maux familiers à cette constitution.

2°. Plus les accès de toux se répètent fréquemment, et par conséquent plus la gêne de la respiration est portée à un haut degré, plus la crainte est fondée.

3°. Si le pouls qui, dans tous les accès de la toux, est toujours accéléré, quelquefois dur et plein, bat avec une célérité telle qu'il semble fuir sous le doigt, et qu'il est impossible de compter les pulsations, et devient ensuite petit, mou, il est à craindre que la nature n'ait épuisé toute son énergie, et que la suffocation ne devienne complette.

4°. Enfin si cet état dure plusieurs heures, le malade est désespéré ; mais si le premier accès de toux, quoique très-caractérisée celle

du Croup, est suivi non seulement d'une ré-
mission, mais d'une véritable intermission des
symptômes qui l'ont accompagné, ensorte qu'il
n'en reste aucune impression, et que les fonctions s'exécutent comme avant, on doit conce-
voir des espérances.

Ces espérances seront encore plus fondées si
les accès suivans affectent une marche périodique, sans que les symptômes augmentent
beaucoup d'intensité, et s'ils cessent après l'expulsion d'une matière gluante, visqueuse.

Le Croup, il est vrai, existe ; mais l'embarras
de la trachée est léger, soit par la petite quantité
de la lymphe épaissie, soit par le degré de son
épaississement, qui permet aux efforts que font
les organes de la respiration de la détacher et
de la pousser au - dehors. C'est alors que le
médecin peut se flatter de seconder la nature
et de l'aider, qu'il peut faire entrevoir une lueur
d'espoir et soutenir le courage des assistans, et
leur docilité à suivre ses conseils. Malheureusement, plus tard, la matière croupeuse ayant
acquis une densité, une épaisseur qui rétrécit
trop le canal aérien pour permettre la continuité de la respiration, tous ses efforts, quoique
les plus énergiques, sont vains, ainsi que l'at-
testent des praticiens qui n'ont été appelés que
dans ces circonstances fatales.

Le médecin tire aussi son prognostic de l'effet des remèdes qu'il emploie.

Nous ne pouvons terminer cet article sans énoncer le vif désir que nous inspire l'humanité en général, et principalement la tendre affection que nous avons toujours eue pour les enfans, c'est que tous les pères et mères, les nourrices, les personnes qui prennent soin de ces foibles créatures soient instruites du danger auquel elles sont exposées par cette espèce de toux; qu'elles soient instruites des signes auxquels il leur sera facile de la reconnoître, afin que, dès le premier ou le second jour, au plus tard, elles pressent la visite d'un médecin. Pourquoi n'en composeroit-on pas une espèce de catéchisme, que le Gouvernement répandroit par-tout, comme on a fait pour instruire des secours à donner aux asphixiés. Sauver des enfans menacés de la mort, c'est enrichir un état.

SEPTIÈME PARTIE.

Traitement du Croup.

L'ÉNUMÉRATION que nous avons faite des remèdes employés dans le traitement du Croup, a étonné, tant par leur quantité, que par la diversité de leurs vertus. Si cette diversité inspire quelque défiance, ce ne doit être que sur l'identité de la maladie ou des circonstances, et non sur la véracité des auteurs qui ont publié ce qu'ils ont vu, et ont eu la bonne foi de déclarer ce qu'ils ont fait, malgré leur peu de réussite, comme après les succès qui ont suivi leur pratique. Cette manière d'instruire, toute loyale, et digne de véritables médecins, mérite notre reconnoissance : elle est une leçon bien précieuse ; mais elle ne nous dispense pas de soumettre à un examen impartial la conduite qu'ils ont tenue, et d'essayer à saisir les motifs qui l'ont déterminée, lorsqu'ils ont négligé de les faire connoître. Ce n'est point seulement dans les succès d'autrui que le médecin doit chercher les règles de la conduite qu'il doit tenir, mais dans des principes déduits des indications que donne la maladie connue par ses symptômes propres.

Un semblable examen et la comparaison de tous les procédés curatifs, proposés et adoptés, qui sont venus à notre connoissance, nous ont conduit à cette conclusion, que le traitement du Croup, considéré dans sa nature, roule sur quatre moyens principaux, confirmés par la presqu'unanimité des praticiens ; les vomitifs, les purgatifs, la saignée et les vésicatoires. Les autres ne sont que des dérivés, des ampliations de ces quatre, ou des accessoires exigés par des circonstances particulières, ainsi que nous l'indiquerons dans la suite, après avoir établi les indications positives de la maladie, telle que nous l'avons décrite, et l'application des remèdes conformes à ces indications.

Dans le Croup, l'épaississement de l'albumine qui est prête à fermer le canal aérien, indique la nécessité de détruire cet obstacle, afin de rendre la respiration libre. Cette indication palpable est sentie par tous. Elle est la première, essentielle et urgente, lorsque la maladie est simple.

La raison et l'expérience surtout des médecins européens consacrent deux moyens de détruire cet obstacle, ou l'expulsion de la matière qui le forme, ou son rétablissement dans sa fluidité naturelle.

Les vomitifs sont généralement regardés comme les remèdes les plus efficaces, pour remplir la première manière; et nous sommes convaincus par nous-mêmes et par l'expérience de plusieurs de nos confrères, que, donnés les premiers jours, et répétés autant de fois que les accès de la toux se renouvellent, ils ne tardent pas à dissiper l'engorgement de la trachée, et par conséquent à arrêter les progrès de la maladie, et à dissiper toute crainte.

On n'en doit pas espérer le même avantage lorsque trois ou quatre jours se sont écoulés depuis l'invasion, pendant lesquels les symptômes se sont aggravés. S'il reste quelque ressource alors, ce n'est tout au plus que dans les agens assez puissans pour rompre la glutinosité, la ténacité de l'albumine, et lui rendre sa fluidité ; second mode de guérison.

Parmi les émétiques, on donne la préférence à l'ipécacuanha, que l'on administre soit en substance, soit en sirop, auquel on ajoute quelquefois le tartrite de potasse antimonié. Ce remède est plus aisé à faire prendre aux enfans, tant à cause de son peu de désagrément qu'à cause du petit volume nécessaire pour qu'il opère. Il est utile, et c'est la pratique de plusieurs, de lui associer quelques lavemens purgatifs, même irritans, pour entretenir la liberté du ventre ; précaution sage, et que nous recommandons comme indispensable, si l'on veut prévenir d'autres accidens provenans de l'embarras du tube intestinal, embarras qui est presqu'infailliblement occasionné par l'habitude où sont les enfans de ne point cracher, mais d'avaler tout ce que la toux amène dans leur bouche.

Dans l'intention de remplir cette double vue,

nous avons adopté le mélange d'un sirop d'ipécacuanha et d'une solution de tartrite antimonié
de potasse. Ce sirop, dont nous éprouvons depuis
plus de quarante ans l'efficacité contre la coqueluche et les angines gluantes des enfans, n'est
point celui connu sous le nom de *sirop d'ipécacuanha*, chez tous les pharmaciens. Il porte,
dès la première formule que j'en ai donnée,
celui de *sirop contre la toux des enfans*. La
composition et sa préparation rendent son action différente, et nous osons dire plus, appro-
priée à la constitution de l'âge des malades
auxquels il a été destiné (1).

---

(1) Ce sirop est composé d'ipécacuanha, de séné,
de sulfate de magnésie , de serpolet , de fleurs
de coquelicot, de sucre et d'eau de fleurs d'orange :
on faisait infuser l'ipécacuanha et le séné d'abord
dans du vin blanc, pendant deux heures, ensuite
dans de l'eau très-chaude avec le serpolet, le coquelicot et le sel pendant quatre heures. On délaie dans
le colature le sucre seulement fondu dans assez d'eau
pour lui donner la consistance du miel, et on aro-
matise avec de l'eau de fleurs d'orange.

Les proportions sont trois fois plus de séné que
d'ipécacuanha, autant du sulfate de magnésie que
de séné , autant de serpolet que d'ipécacuanha , moitié
dose du coquelicot, du vin huit fois plus que du séné,

On mêle une cuillerée à bouche de ce sirop et une cuillerée à bouche d'eau, dans laquelle on a fait dissoudre un grain de tartrite de potasse antimonié.

La dose à laquelle on l'administre est d'une cuillerée à café, ou d'un sixième du mélange, aux enfans au-dessous d'un an, de quart-d'heure en quart-d'heure, si les premières ne font pas vomir ; on continue à des distances plus ou moins rapprochées, jusqu'à ce que le vomissement procure un soulagement sensible, ce que l'on reconnoît à la plus grande facilité de la respiration ; et l'on recommence lorsque la toux menace de devenir violente. Nous disons violente, car il arrive assez ordinairement qu'à la liberté rendue à la trachée-artère par la sortie ou la fonte de l'albumine gluante, succède une toux modérée qui dure peu de jours, mais sans danger. L'usage du sirop seul, sans addition de l'eau émétisée, suffit pour la dé-

---

et de l'eau quatre fois plus que du vin ; l'eau de fleurs d'orange autant que du vin ; ou le cinquième du poids de la liqueur.

Dans un cas urgent, on en trouve toujours dans la pharmacie connue sous le nom de Clerambourg, Delondre, rue Saint-Honoré, entre la rue de l'Arbre-Sec et celle du Roule.

truire complettement, en purgeant la dose de deux cuillerées à café ou d'une cuillerée à bouche, d'une once (1).

Dans l'emploi du sirop mélangé ou du sirop simple, la dose doit toujours être proportionnée à l'âge ou à la force du petit malade.

Nous avons eu lieu de nous convaincre que le travail de la dentition n'empêchoit pas l'emploi du sirop mélangé, mais qu'il exigeoit que l'on veillât à ce que le ventre fût plus libre ; ce que l'on procurera par l'usage de lavemens un peu purgatifs, ainsi que nons l'avons déjà dit.

Mais le vomitif, véritablement, et l'on peut dire constamment, utile, décoré par quelques-uns du titre d'*héroïque contre le Croup*, quand il est administré à temps, doit-il l'être dès le premier instant sans aucun préalable, par exemple sans avoir été précédé par la saignée ?

C'est ici que le médecin doit agir d'après ses propres lumières, fermant l'oreille à tout précepte étranger, parce qu'il ne peut y en avoir

---

(1) On peut substituer à ce sirop un autre purgatif doux. Nous avons quelquefois donné, dans du chocolat léger, du muriate de mercure sublimé doux, avec le diagréde ou le jalap.

de véritablement impérieux que dans l'état du malade.

Il examinera donc avec la plus scrupuleuse attention si, à l'accélération du pouls pendant l'accès, il se joint dans l'artère de la plénitude, de la dureté, qui persiste même après l'accès de toux passé, si la tête est chargée, le front brûlant, les yeux rouges, et la peau des extrémités supérieures plus chaude que celle des inférieures. Alors la force du sujet, la plénitude des vaisseaux, le tension du système nerveux annonce une pléthore qui exige une déplétion sans laquelle les efforts qu'excite le vomitif pourroient être suivis d'accidens qui augmenteroient ceux du Croup.

Cette saignée doit-elle être générale, c'est-à-dire par l'ouverture d'une veine des extrémités ou de la gorge, afin que la déplétion agisse promptement sur toute la masse du sang, ou ne doit-elle être que locale, faite sur les vaisseaux cutanés de la gorge par la succion des sangsues? Les uns veulent que l'on débute par une saignée générale; il en est même (on aura peine à le croire) qui prescrivent de la faire jusqu'à ce que la quantité de sang répandu jette ces tendres créatures dans la lipothimie, dans une foiblesse complette. Les autres se bornent aux sangsues sur la partie affectée ou dans les environs.

D'autres , enfin , prenant un terme moyen , font précéder la saignée générale à la locale.

Nous ne rejetons absolument aucune de ces doctrines, à l'exception de celle qui épuise les vaisseaux , et nous pensons que pour se décider il faut revenir aux principes que nous avons établis. Nous ajouterons seulement qu'il faut se défier des signes de la pléthore sanguine, qui peut être fausse ou réelle. Le gonflement et la dureté de l'artère caractérisent la vraie ; le coup dont ce vaisseau frappe le doigt est sec , sur - tout chez les enfans ; au lieu que quand le coup est foible et mou, et que le vaisseau cède aisément à la pression du doigt, la pléthore ne présente qu'une apparence trompeuse ; et dans cette disposition il convient de s'abstenir de la saignée , et principalement de la générale.

Il est cependant encore une considération importante à faire sur l'excès du gonflement des vaisseaux de la face, du cou , et des parties supérieures de la poitrine. Si ce gonflement est excessif, si le mouvement de l'artère est à peine sensible, si le sang prend une couleur bleue-noirâtre, quelle que soit l'époque de la maladie, il y a tout lieu de juger que la même distension , le même embarras existe dans les vaisseaux du poumon. La saignée alors est

donc impérieusement indiquée ; mais forcé par
l'exemple d'une prostration fatale après une
évacuation trop abondante et trop prompte ,
dans pareille circonstance ; et par le succès
d'une plus grande modération, nous croyons
devoir recommander de n'employer que les
sangsues , sauf à répéter leur application , et à
la continuer pendant le temps suffisant à la
déplétion que l'on se propose , observant sans
relâche le pouls, jusqu'à ce que l'on sente qu'il
se développe et reprend de la vigueur : son
degré de force et de facilité dans les battemens
règle alors si l'on continuera ou si l'on arrêtera
la diminution du sang. Cet effet s'observe souvent dans les fausses pléthores.

On nous pardonnera les détails dans lesquels
nous sommes entrés, en faveur de leur impor-
tance et de l'utilité dont notre expérience nous
les a fait connoître, plus encore dans cette maladie que dans toute autre , ses progrès rapides
commandant une prompte décision, et par conséquent une sagacité éclairée par l'habitude
d'observer froidement, pour apprécier au juste
les forces du malade au milieu du trouble
qu'une toux violente jette dans toute la machine.
C'est donc à un vrai disciple d'Hippocrate que
l'on doit confier la prescription d'une saignée
et du mode de la faire.

Mais, dira-t-on, l'évacuation du sang par la saignée est aussi pressante que l'évacuation de l'albumine épaissie, par les vomitifs : en l'omettant ou même en la différant, on s'expose à rendre la maladie incurable. Nous répondrons : 1º. Si les efforts que fait d'elle-même la nature pour se soulager par une évacuation, sont de quelqu'autorité, nous voyons dans la toux du Croup des efforts pour rejeter la matière qui est le principe de la maladie, et personne n'a dit avoir vu chez les malades des hémorragies qui indiquassent le besoin de tirer du sang; 2º. Si le Croup est joint à un état inflammatoire, ce dont on a des exemples, point de doute qu'il faille alors avoir recours à la saignée ; mais ce sera l'inflammation qui la demandera et non le Croup, que nous avons montré n'être point une maladie inflammatoire.

Nous objectera-t-on encore que, sans entrer dans un plus grand examen, il existe une foule d'autorités qui conseillent ce moyen curatif, et qui l'appuient sur des guérisons procurées par la saignée ; et comment résister à une parente, à une amie, qui atteste qu'un enfant, de sa connoissance, a été saigné deux fois, et a été guéri de la même maladie ; qu'un autre n'a pas été saigné, et a succombé? En articulant ces faits, on ne dit point quel étoit l'état de l'en-

fant, et à quel degré étoit la maladie. On n'apprend donc rien au médecin qui a lu les
observations écrites ou a entendu parler du
Croup; c'est un simple avertissement, qui ne
lui donne aucune lumière pour se décider.
Aussi ni l'un ni l'autre de ces faits, ni même
plusieurs autres cités à l'appui, ne doivent pré-
valoir contre cette vérité, que la même maladie
n'est pas exactement la même chez tous ceux
qui en sont attaqués, et que le symptôme prin-
cipal est souvent compliqué avec d'autres, qui
obligent de changer quelque chose dans la marche
la plus usitée pour arriver à la guérison. C'est
au jugement réfléchi sur l'état de la maladie
et sur celui du malade, que le médecin doit
obéir dans le parti qu'il prend.

Quoique ces réflexions, fondées sur une
longue pratique, dont les maladies des enfans
ont été une fréquente occasion, ne doivent
rien apprendre aux vrais médecins, cependant
nous ne regrettons pas de les avoir écrites, si
elles peuvent convaincre les personnes qui n'ont
aucunes connoissances dans l'art de guérir,
qu'elles doivent se défier du penchant qu'elles
ont si facilement à s'étayer d'un succès obtenu
après l'administration d'un remède, et de com-
mander, pour ainsi dire, par des instances
réitérées, au médecin, la conduite qu'il doit

tenir. Nous avons vu une femme s'opposer opiniatrément à l'apposition des sangsues sur un enfant attaqué du Croup. Elle inspira tant d'effroi aux parens qu'ils refusèrent d'exécuter l'ordonnance du médecin, et l'enfant périt vingt-quatre heures après dans une strangulation que rien ne put suspendre.

Pour ne laisser lieu à aucune extension arbitraire de notre opinion sur l'emploi de la saignée dans le traitement du Croup, nous répétons la déclaration que nous avons déjà faite, que, loin de la proscrire, nous sommes persuadés que, quoiqu'elle ne soit point à nos yeux un remède absolument nécessaire pour détruire la cause du Croup, sur laquelle il n'agit point directement, cependant il se présente assez souvent des circonstances où non seulement il est utile pour faciliter l'action des autres remèdes, mais encore indispensable pour les rendre praticables ; nous n'insistons spécialement que sur la prudente modération avec laquelle il doit être administré.

Les vésicatoires apposés sur la partie antérieure ou postérieure du cou, ont réuni les suffrages de presque tous les praticiens. L'abondance de la secrétion de la lymphe salivaire dans les glandes de la bouche et du cou, le gonflement des vaisseaux de la face et des par-

ties adjacentes, la bouffissure du visage, indiquent ce remède, et l'expérience en prouve
l'utilité, en procurant le dégorgement du tissu
cellulaire, en diminuant la quantité de la lymphe
qui se porte sur le larynx. Il y a plus, nous
croyons avoir observé que l'irritation qu'il produit ranime les forces expectorantes, et contribue
ainsi à l'expulsion de la matière gluante, peut-
être même aussi à sa division, à son retour à
sa fluidité ; elle seroit donc un des moyens de
procurer la seconde manière de guérir. Placé
dans le principe après le second et le troisième
accès, il mettroit à l'abri non seulement des progrès de la maladie, mais encore de sa continuité
et de sa récidive. La plaie qui en résultera sera
pansée avec du beurre et du miel scillitique,
à parties égales, légèrement étendus sur une
feuille de poirée.

Nous ajoutons qu'il est très-avantageux d'associer le camphre à l'onguent, et même au
liniment ou digestif, que l'on adoptera, chez
les enfans foibles dont le système nerveux est
très-irritable, et qui ont déjà éprouvé des convulsions. Les propriétés de cette substance,
convenant à beaucoup d'affections du premier
âge, sont trop connues pour que nous nous
appesantissions sur les raisons de notre conseil ;
aussi elle entre dans presque tous les tableaux
des moyens proposés.

Certain d'assurer davantage l'effet dissolvant que nous avons soupçonné dans l'action du vésicatoire, au lieu de celui que l'on emploie ordinairement, dont le principe actif est la poudre de cantarides, nous avons employé le cérat caustique ou ammoniacal, reconnu pour être un des puissans moyens de rompre la viscosité de l'albumine, et de détruire les concrétions qu'elle forme. A ce remède, M. Rechon, médecin (1), a ajouté l'administration intérieure du carbonate ammoniacal, donné dans du sirop de guimauve, à des doses proportionnées à l'âge du malade. Le succès qu'il en a obtenu dans deux Croups très-avancés et très-difficiles, parce qu'ils étoient compliqués d'affection nerveuse, doit inspirer la confiance. Nous exhortons à en consulter les détails et les expériences qui ont confirmé l'espoir qu'il avoit conçu de cette préparation, dans une maladie qu'avant il avoit vue ſept fois meurtrière (2).

D'autres, déterminés par la certitude qu'ils avoient que l'épaississement de l'albumine étoit

---

(1) A Saint-André de Cubsac, département de la Gironde, membre de la société de Médecine de Bordeaux.

(2) *Voyez* Journal général de Médecine, tom. 22, pag. 3.

le véritable principe de la maladie qu'il falloit
combattre, ont proposé l'usage du mercure ex-
térieurement en frictions sur la gorge, et inté-
rieurement sous la forme de muriate de mercure
sublimé doux. Nous ne l'avons point essayé, et
nous aurions hésité à le faire, instruits de la
propension facile qu'a ce minéral, sous quelque
forme qu'il soit, à se porter à la bouche, à forcer
les glandes à une salivation immodérée, mais en
même temps gluante, filante, et exhalant une
mauvaise odeur; effet que l'on ne doit jamais
oublier quand on traite des enfans, et sur-tout
des enfans d'une texture molle, lâche, et dont
la tête est volumineuse relativement aux autres
parties du corps.

D'autres ont eu confiance dans le poligala de
Virginie, soit en substance, soit en infusion,
en petites doses à chaque fois, et répétées, ce
que permet la facilité constante de la déglutition. Nous devons avertir que son effet n'a pas
été très-sensible, inconvénient dans une maladie qui marche aussi vîte, et à laquelle on ne
doit opposer que des moyens qui agissent promptement, même sur la partie malade.

Quant aux autres remèdes, tels que les anti-
spasmodiques très-pénétrans, le musc, l'assa
fœtida, etc... nous croyons qu'ils n'ont été
prescrits que pour prévenir ou appaiser les

convulsions, et surtout celles de la toux. Mais, qu'il nous soit permis de le représenter, ces mouvemens convulsifs ne pourront être calmés tant que la gêne de la respiration, qui est leur véritable cause, subsistera. Ces toniques irritans ne pourront être admis que dans un cas de grande foiblesse, avec agacement des nerfs, après l'oppression dissipée; autrement, la confiance avec laquelle on attend leurs effets anti-nerveux fait perdre des momens précieux, perte trop souvent irréparable.

L'emploi des diaphorétiques, que quelques-uns ont conseillé, ne sera pas moins préjudiciable, sous un autre rapport. Il augmentera l'épaississement qui fait la maladie, en provoquant une dissipation du fluide qui pourroit concourir et diviser la lymphe. Dira-t-on que, par la voie des sueurs, on parviendra à purifier le sang? Nous demanderons de quel vice on prétend le purifier. On n'en a reconnu aucun que l'épaississement excessif de sa partie albumineuse, dans le Croup simple dont nous parlons.

Il n'en est pas de même des fumigations, des fomentations, des demi-bains, des immersions des jambes dans de l'eau chaude, parce que, non seulement ils opèrent une détente favorable dans les parties supérieures, mais encore ils versent, par l'absorption des vaisseaux de la peau, une quantité de fluide aqueux, propre à délayer la lymphe.

Nous terminons ici notre discussion, espérant que les motifs de conduite que nous avons proposés, sont assez prononcés pour en démontrer la sagesse, la raison, et pour faciliter le choix que l'on doit faire des moyens curatifs, suivant les époques et les circonstances, même dans les complications du Croup avec d'autres maladies, soit inflammatoires, comme la petite vérole, la rougeole, des éruptions érésypélateuses, etc...., soit un vice dans les liqueurs, comme des dartres, la gale, la croûte laiteuse, le scorbut, etc. Ces maladies, sans contredit, exigeront un traitement ; mais il sera facile à un médecin observateur d'estimer leur influence, et d'associer les remèdes qu'elles indiquent avec ceux propres au Croup, qui doit forcer l'attention principale, parce qu'il est le plus urgent.

Une observation essentielle, et que nous ne pouvons trop répéter, c'est que les secours doivent être administrés dès le principe, dès le premier accès de la toux caractérisée par les symptômes que nous avons décrits, qu'ils doivent être suivis sans interruption, et gradués sur l'état de la respiration et celui du malade, commençant par la saignée, si elle est jugée absolument nécessaire pour préparer aux autres remèdes, ou la différant jusqu'à ce que l'embarras des vaisseaux sanguins la rende indispensable. On la fera suivre de près par les vomitifs répétés, ensuite par les vésicatoires, si les accès ne sont pas sensiblement diminués tant dans leur intensité que dans leur fréquence ; enfin par l'usage du carbonate ammoniacal, que je regarde comme le plus puissant divisant de la lymphe. Dans le cas où le sifflement annonceroit une grande étroitesse du conduit aérien, par l'épaississement qui constitue le Croup, les émolliens aqueux accompagneront ces traitemens, ou seront fréquemment employés.

Convaincus que cette marche curative est la plus efficace, nous n'hésitons pas à la rendre publique : heureux si elle contribue à écarter la mort cruelle dont cette subite maladie de la trachée-artère menace les enfans, cette précieuse espérance de la nation, au commencement de leur carrière !

De l'Imprimerie de P. Guerrier, rue du Foin-S.-Jacques, n°. 18.

www.ingramcontent.com/pod-product-compliance
Ingram Content Group UK Ltd.
Pitfield, Milton Keynes, MK11 3LW, UK
UKHW021656130726
13696UKWH00004B/1585